¿Por qué mi abuelita puso sus calzones en el refrigerador?

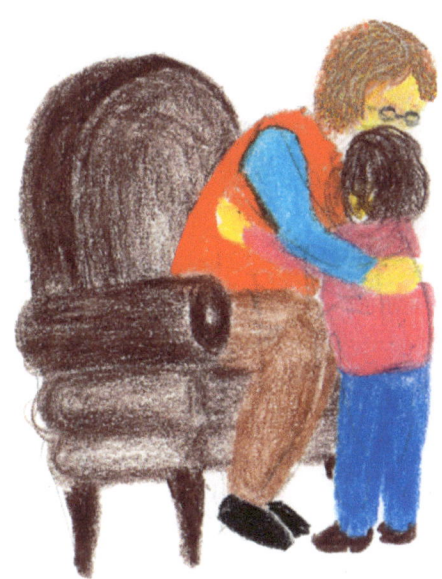

Una explicación para niños sobre la enfermedad de Alzheimer

Escrito por Max Wallack y Carolyn Given

Traducido por Gabriela Contreras

El 50% de las ganancias recaudadas por este libro serán destinadas para apoyar investigaciones sobre Alzheimer y para el cuidado de pacientes con Alzheimer.

ISBN-13   978-1495455315
ISBN-10   1495455319

¡Hola! Soy Julia y tengo 7 años.

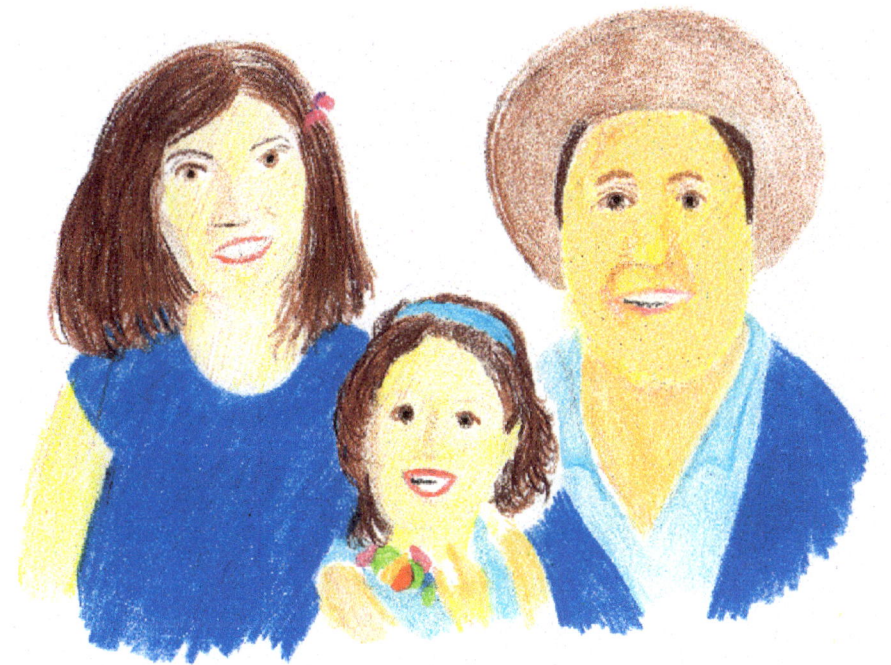

Aquí estoy con mis padres.

Y ella es
mi abuelita.

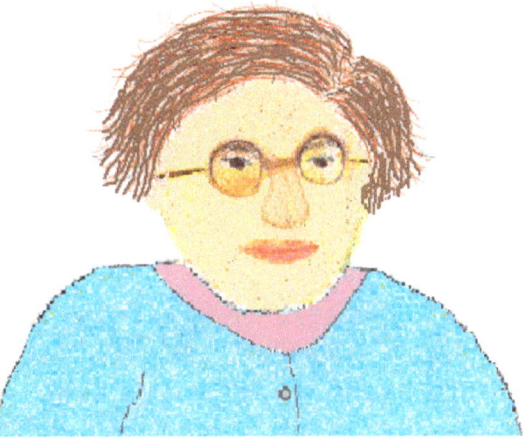

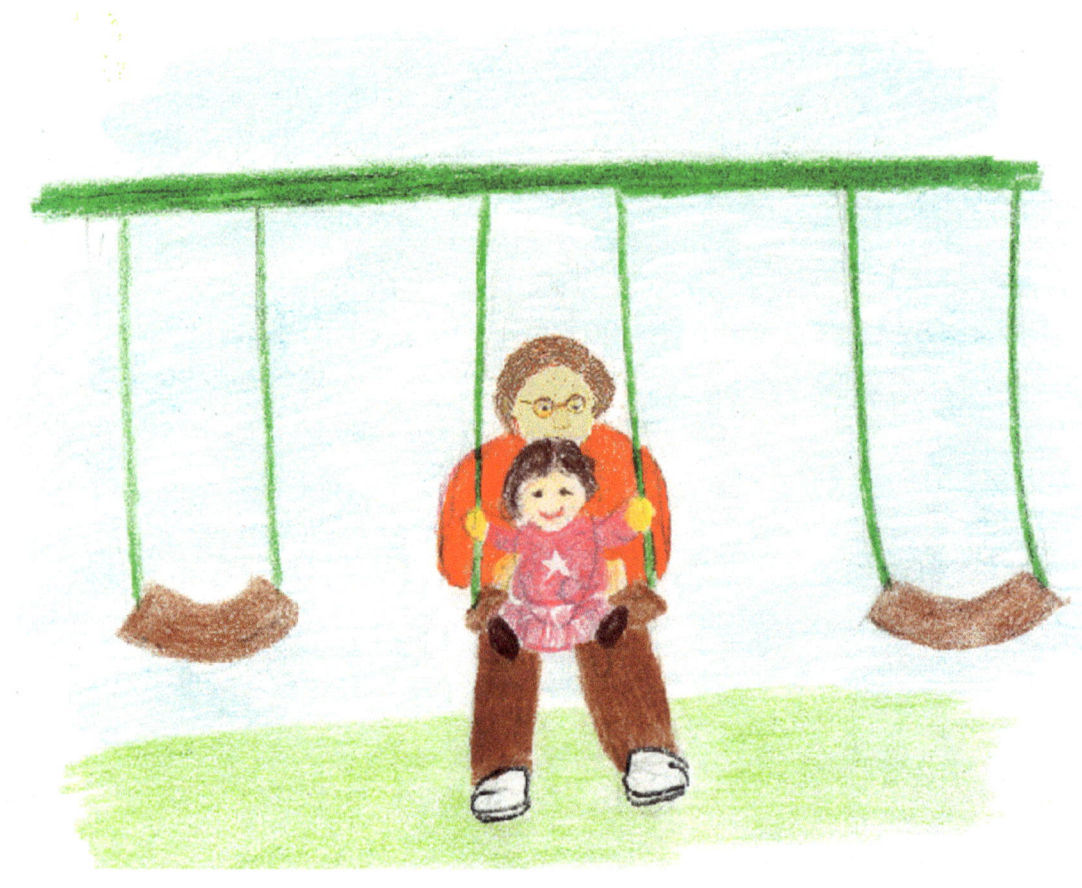

Mi abuelita llegó a vivir con nosotros cuando yo tenía 4 años. Yo estaba feliz porque mi abuelita y yo nos divertíamos mucho juntas. De hecho, éramos las mejores amigas. Siempre me gustó pasar tiempo con ella.

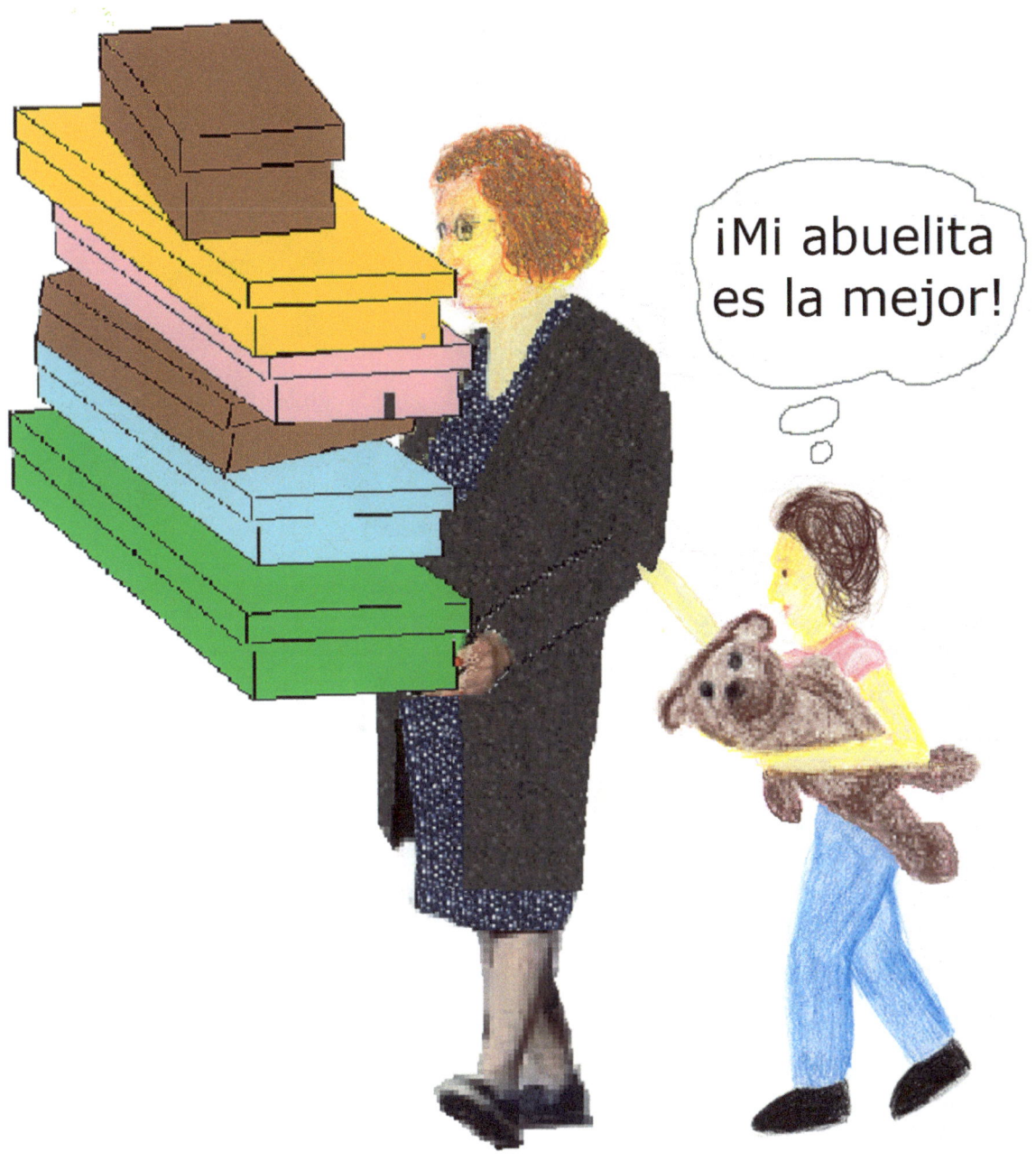

Especialmente me gustaba ir de compras con mi abuelita y regresar a casa con juguetes nuevos.

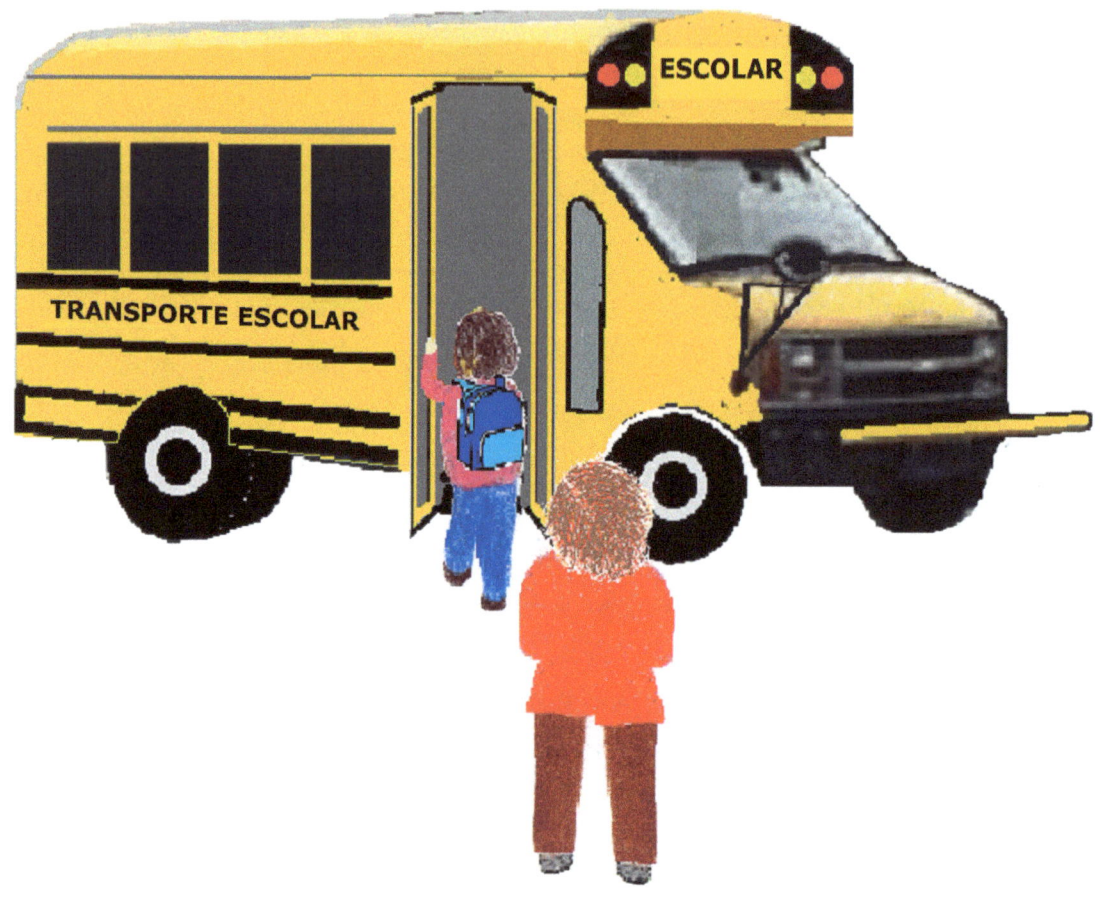

Cuando comencé a ir al jardín de niños, mi abuelita me compró una mochila nueva.

Ella me llevó a la parada del autobús y dijo: "Que tengas un buen día en la escuela, te quiero".

Después de la escuela, jugábamos juntas. Los días lluviosos armábamos rompecabezas de días felices y soleados.

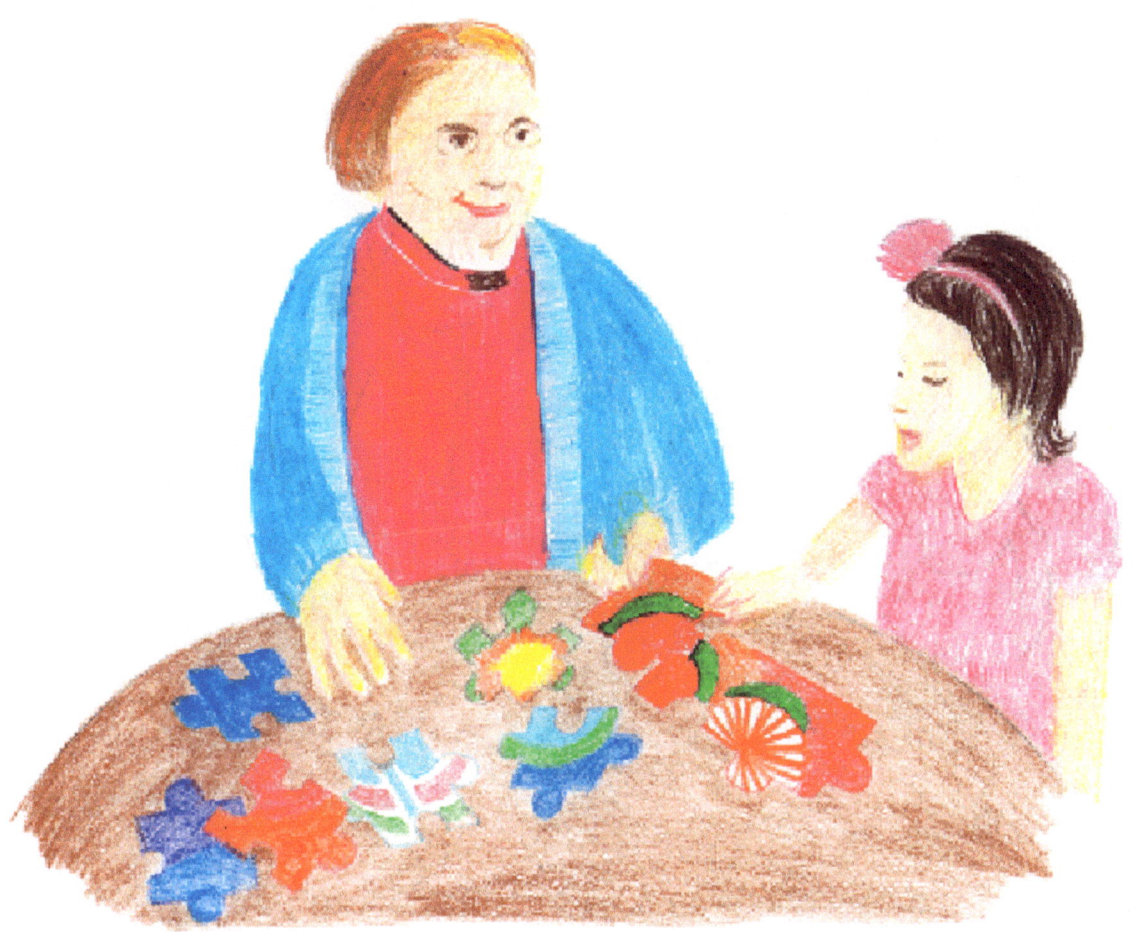

Ese año tuvimos un invierno frío y con nieve, por lo que pasamos mucho tiempo en casa.

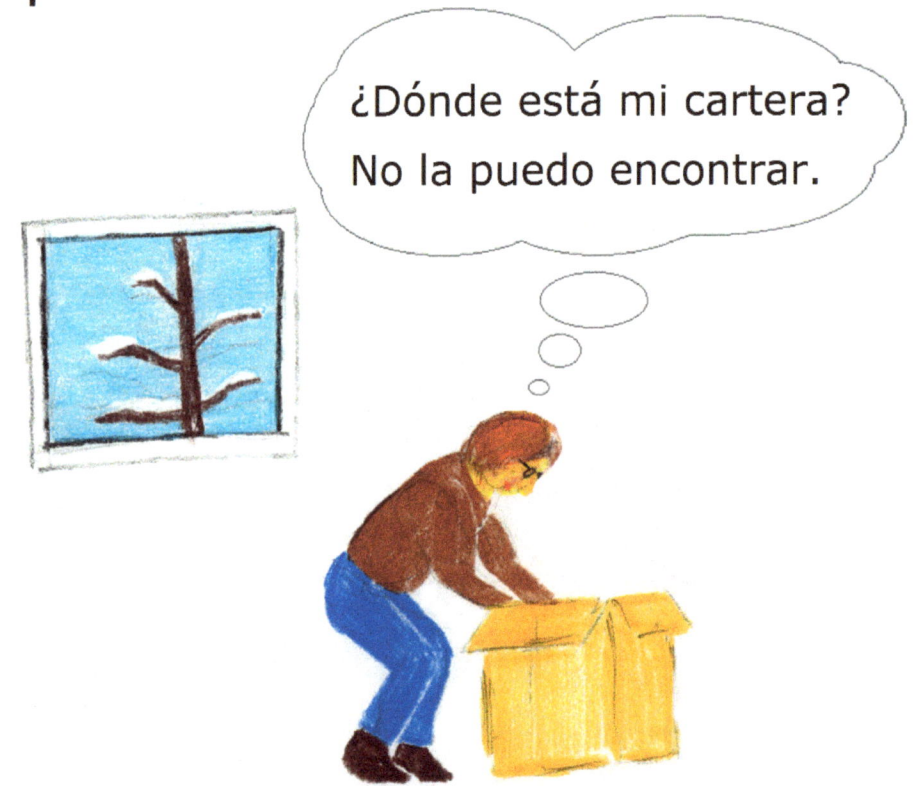

¿Dónde está mi cartera? No la puedo encontrar.

Algunas veces notaba que mi abuelita no podía recordar donde dejaba las cosas y eso la hacía enojar mucho.

Yo pensaba que tal vez era mi culpa
porque tenía muchos juguetes
regados y mi cuarto era un desastre.

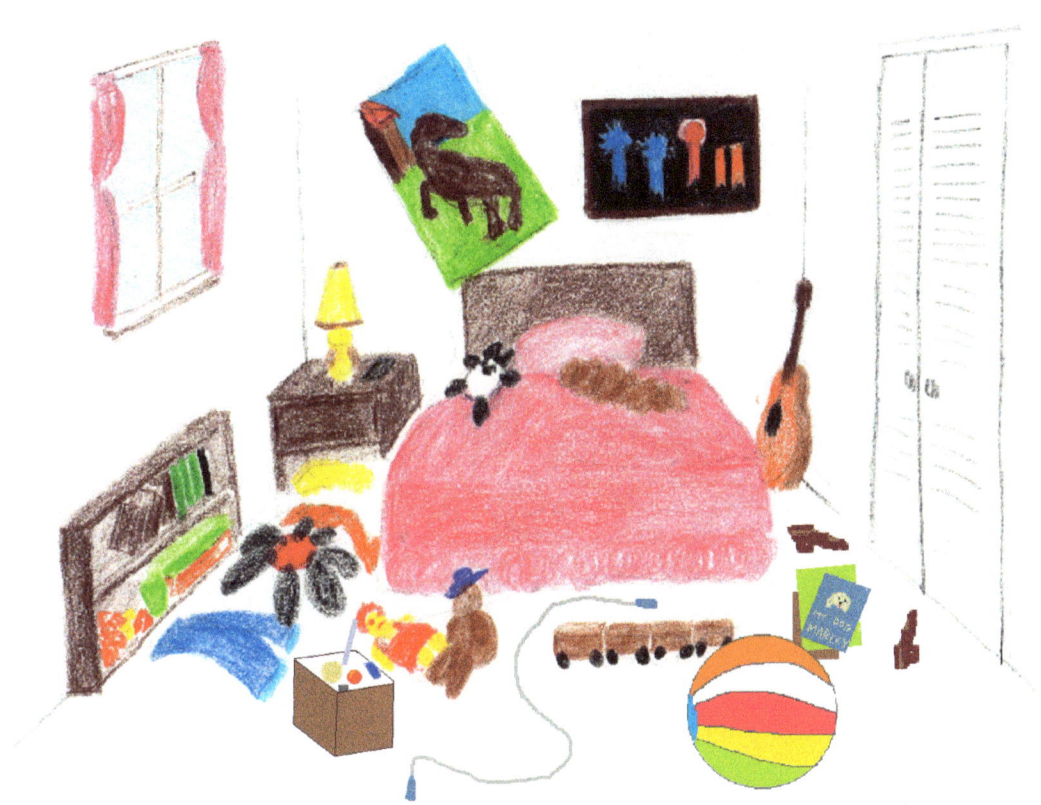

Pero mi mamá me dijo: "Tu abuelita no puede recordar algunas cosas porque tiene una enfermedad llamada Alzheimer".

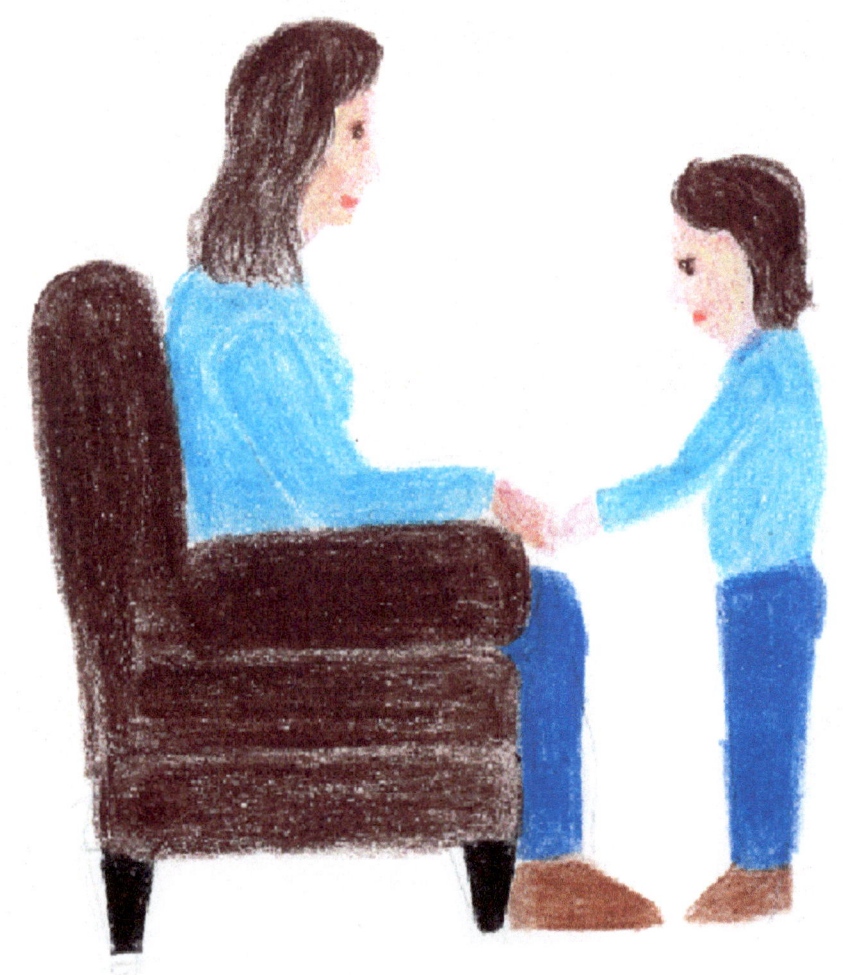

El verano pasado mi abuelita empezó a poner cosas en lugares extraños y graciosos.

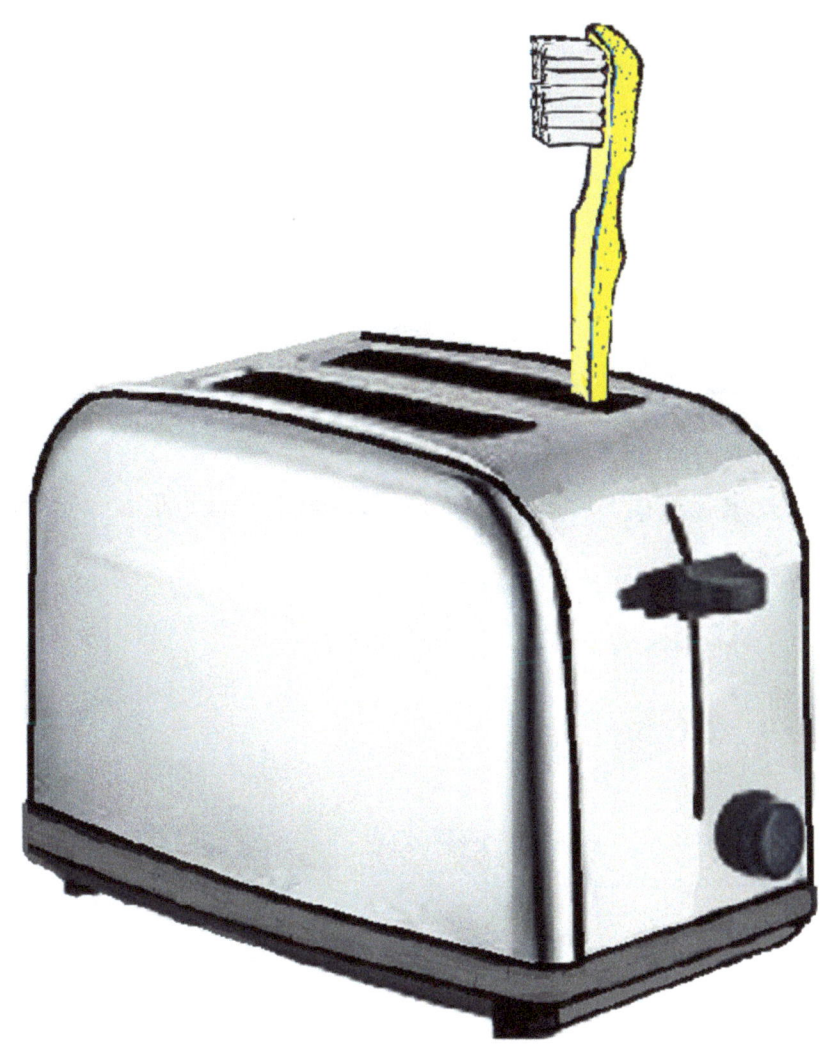

Ese verano, antes de entrar a la escuela, fue muy soleado y caluroso. Una mañana me desperté con mucha sed.

Cuando fui al refrigerador, ¿Qué creen que encontré? ¡Unos calzones rosas!

Estaban entre la leche y el jugo. Mi abuelita los dejó sobre el melón que habíamos comprado para nuestro día de campo.

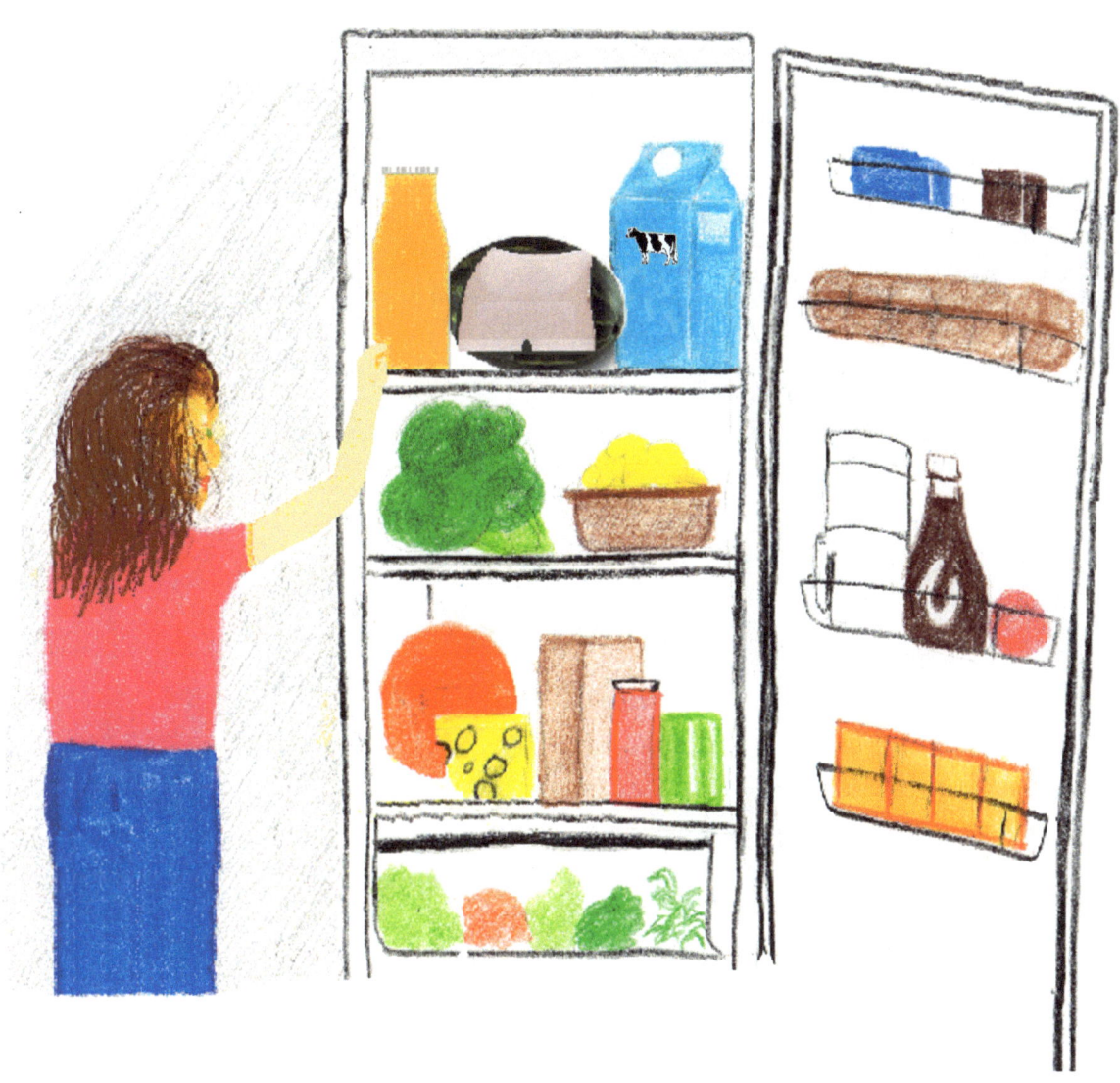

Apuesto que pensaron que me sorprendí, pero NO, me he acostumbrado a que las cosas estén revueltas en mi casa.

Comencé a preocuparme sobre si yo podía contraer Alzheimer, pero mamá me sentó y explicó:

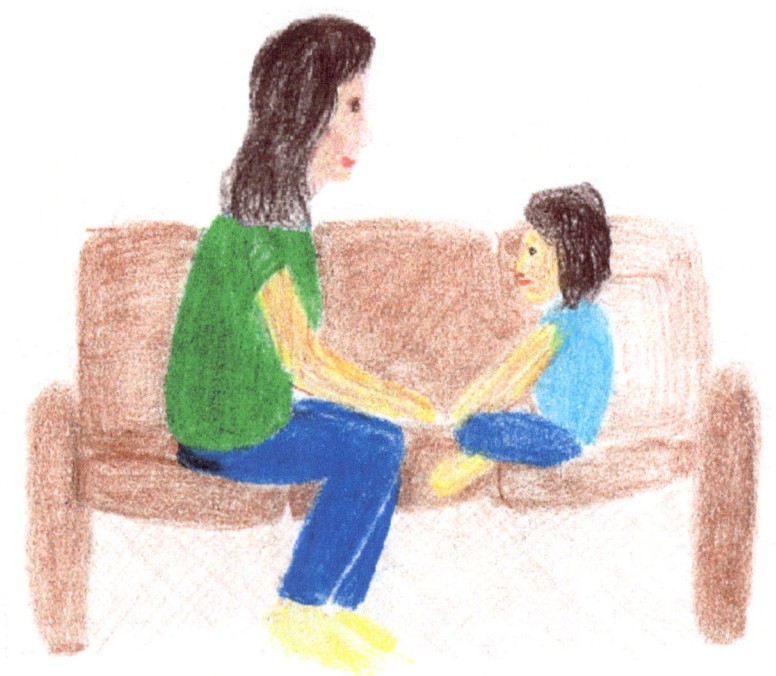

"Nadie puede contagiarse de la enfermedad de Alzheimer de otra persona.   Es solo algo que no funciona con los químicos en el cerebro de tu abuelita."

"Las células en el cerebro de tu abuelita no siempre envían y reciben los mensajes de forma correcta."

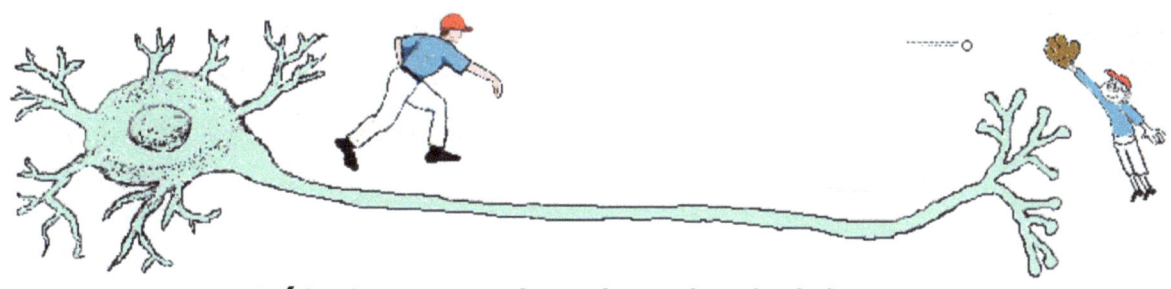

Célula cerebral saludable.

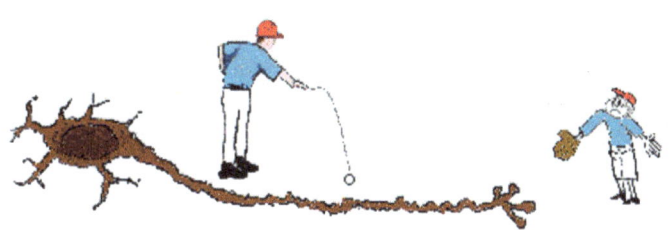

Célula cerebral con la enfermedad de Alzheimer.

Cuando su cerebro recibe los mensajes,
mi abuelita se ve absolutamente bien.
Nosotras todavía nos divertimos mucho
juntas. Fuimos al zoológico cuatro veces
el verano pasado.

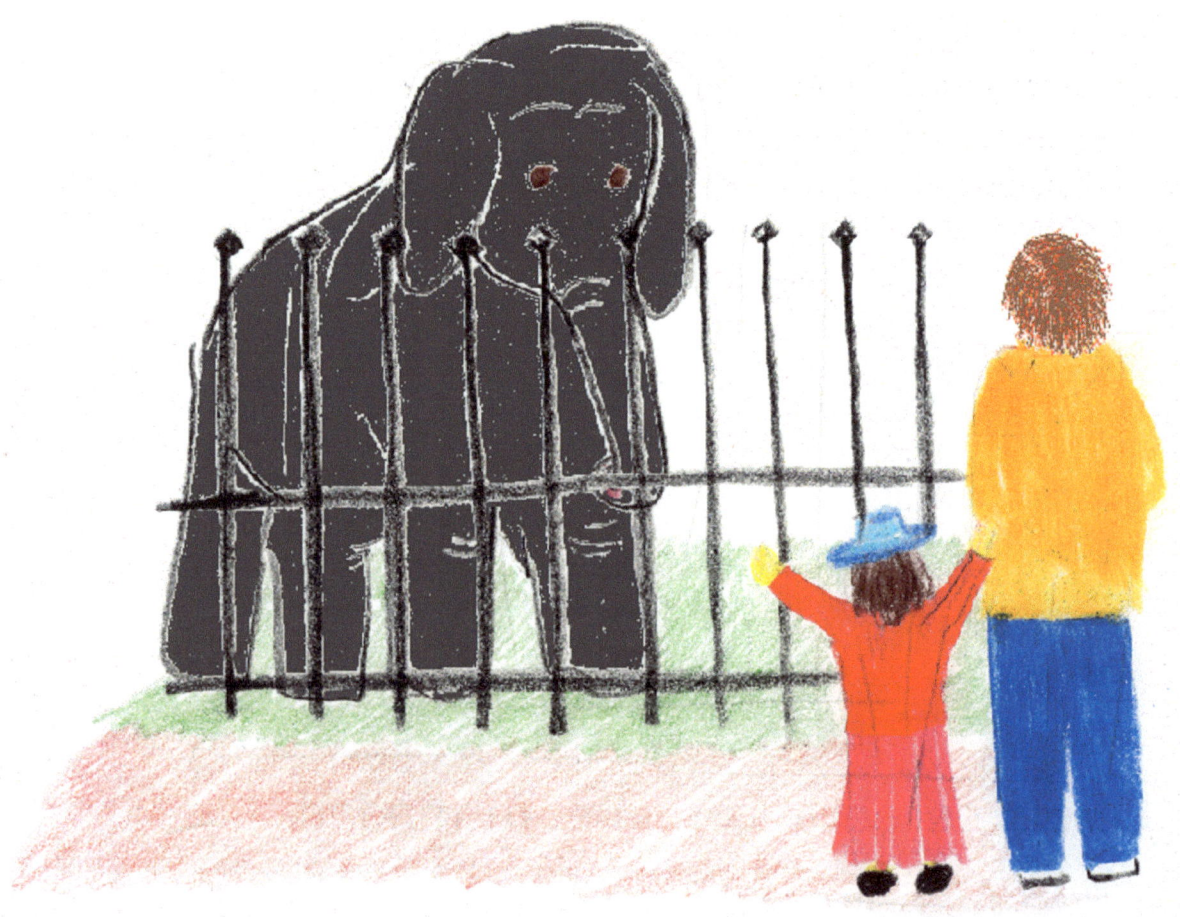

Pero cuando su cerebro confunde los mensajes, ella no ve las cosas igual que yo.

Papá dijo: "Es como cuando te ves en un espejo de la casa de la risa. Tu eres la misma, pero el espejo hace que te veas diferente."

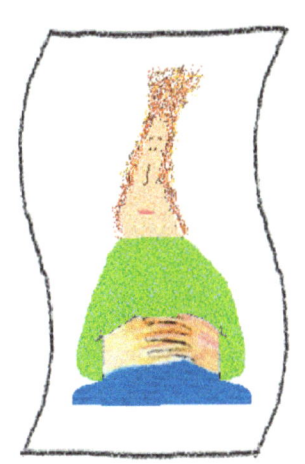

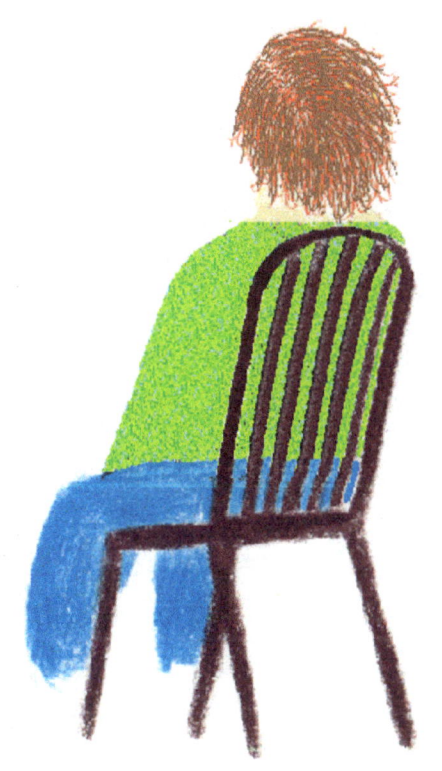

Un día mi abuelita no podía recordar mi nombre. Yo creo que me vio diferente ese día.

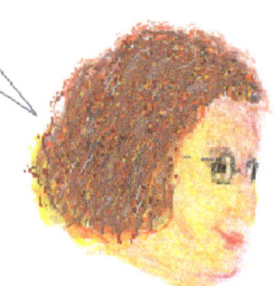

Vamos de compras Alicia.

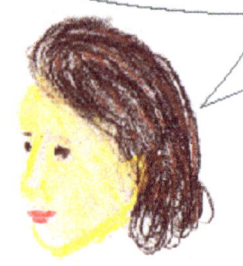

Abuelita, soy Julia, mi nombre es Julia.

Sólo le tomó un par de segundos para reconocerme y sonreír. Después me dio un gran abrazo.

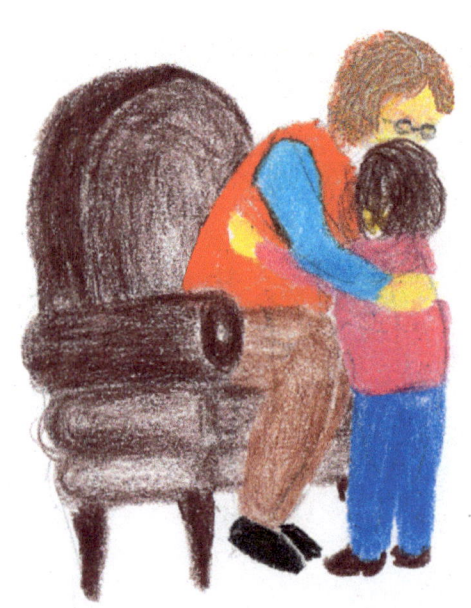

Algunas veces mi abuelita me pregunta lo mismo varias veces.

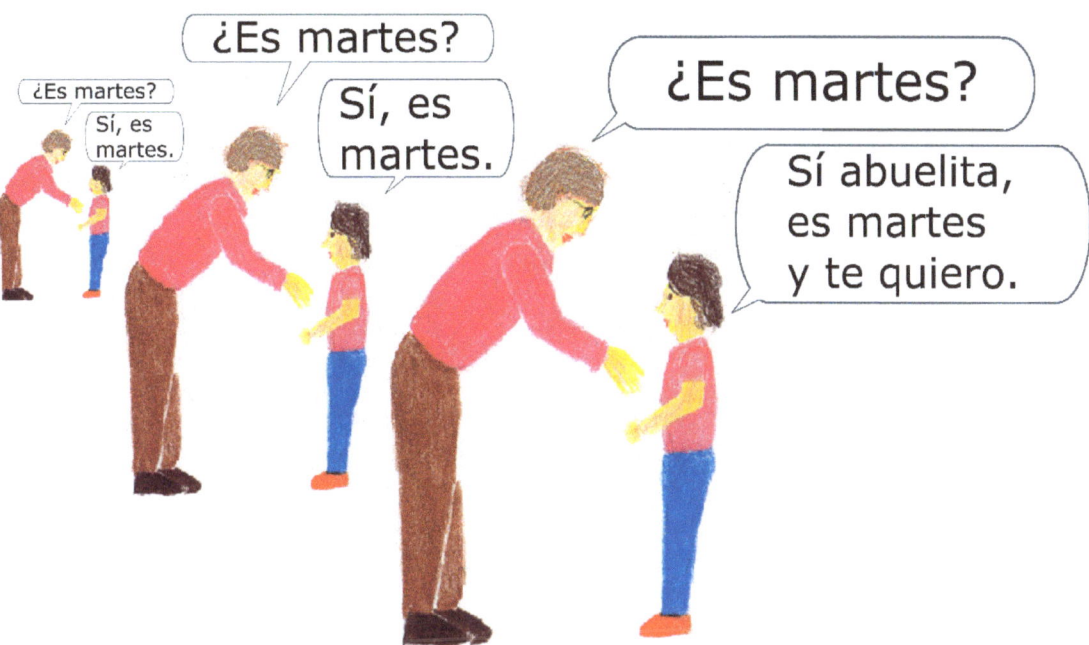

Yo sé que es porque ella no recuerda la respuesta, por eso tengo que ayudarla a recordar.

Yo contesto la pregunta y le digo cuanto la quiero.

Luego le pido a mi abuelita salir a
dar una caminata conmigo. Salir a
caminar siempre la hace sentir mejor.

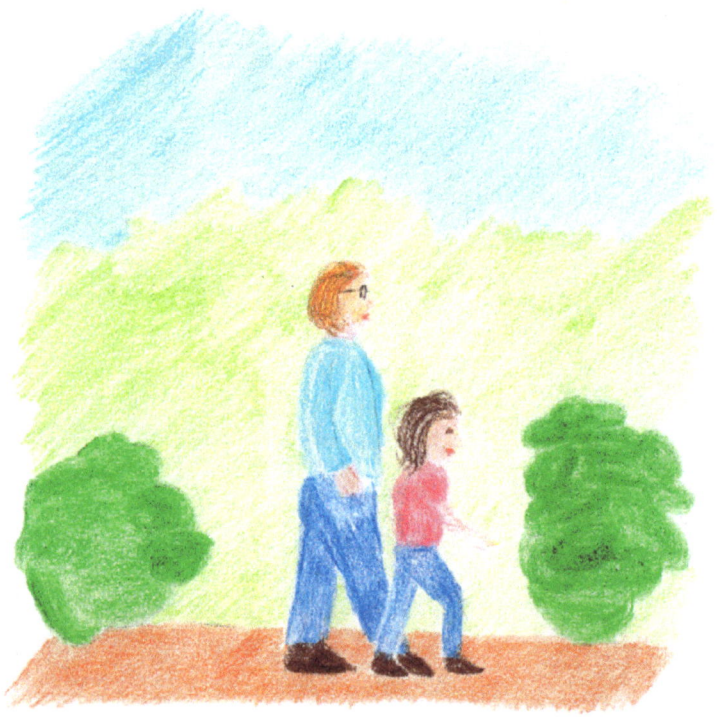

Cuando salimos me quedo muy cerca
de mi abuelita para mantenerla a
salvo. Ella ha estado olvidando
más y más cosas recientemente.

Algunas veces mi abuelita se asusta por tonterías. Es porque ella ve las cosas de diferente manera. Quizás un gatito pequeño le parece un león feroz.

Cuando esto sucede, trato de hacerla sentir mejor contándole todo lo que hice en la escuela. Enseguida se le olvida que estaba asustada.

En octubre, todos los alumnos de primer grado esperaban el Día de Halloween. Yo me iba a disfrazar de bruja. Tenía el disfraz preparado. Cuando mi abuelita me vio disfrazada de bruja, se asustó y empezó a llorar. Tuve que cambiarme de ropa y no pude salir. Estaba muy enojada con ella.

Al día siguiente me arrepentí.

Yo estaba enojada con mi abuelita, después me sentí culpable porque yo sé que no es su culpa.

Siento mucho haberme enojado con mi abuelita, pero también estoy triste porque no disfruté ese día.

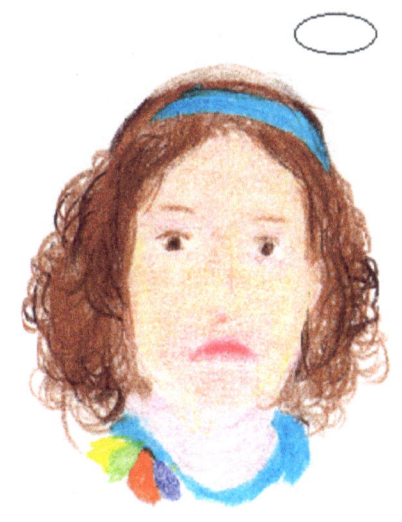

Una noche de diciembre durante las
vacaciones, mi abuelita se levantó
en la noche y salió sola sin su abrigo.

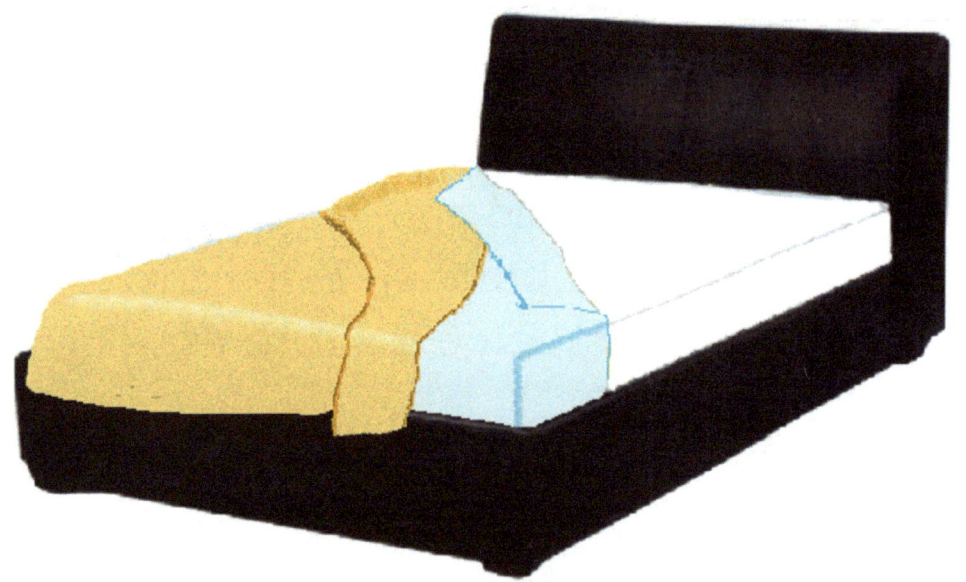

Yo estaba preocupada cuando me
di cuenta que no estaba en casa.
Mamá dijo: "Tu abuelita
probablemente está recordando
su infancia y ella quería encontrar

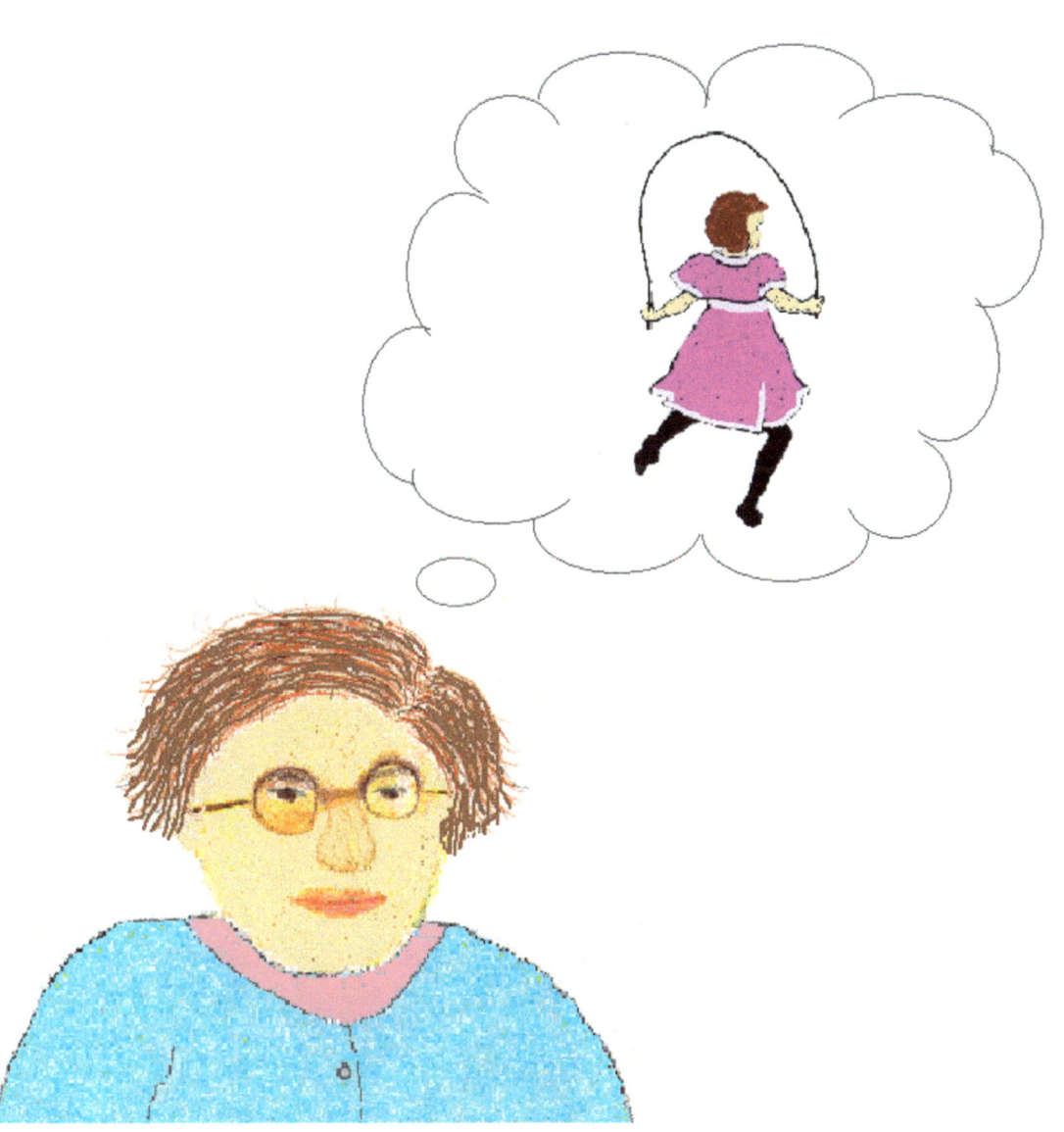

el lugar donde vivía para poder
disfrutar mas aquellos tiempos
felices y maravillosos"

Tan pronto como nos dimos cuenta
que mi abuelita estaba perdida,
llamamos a la policía. Ellos la
encontraron y la trajeron a casa.

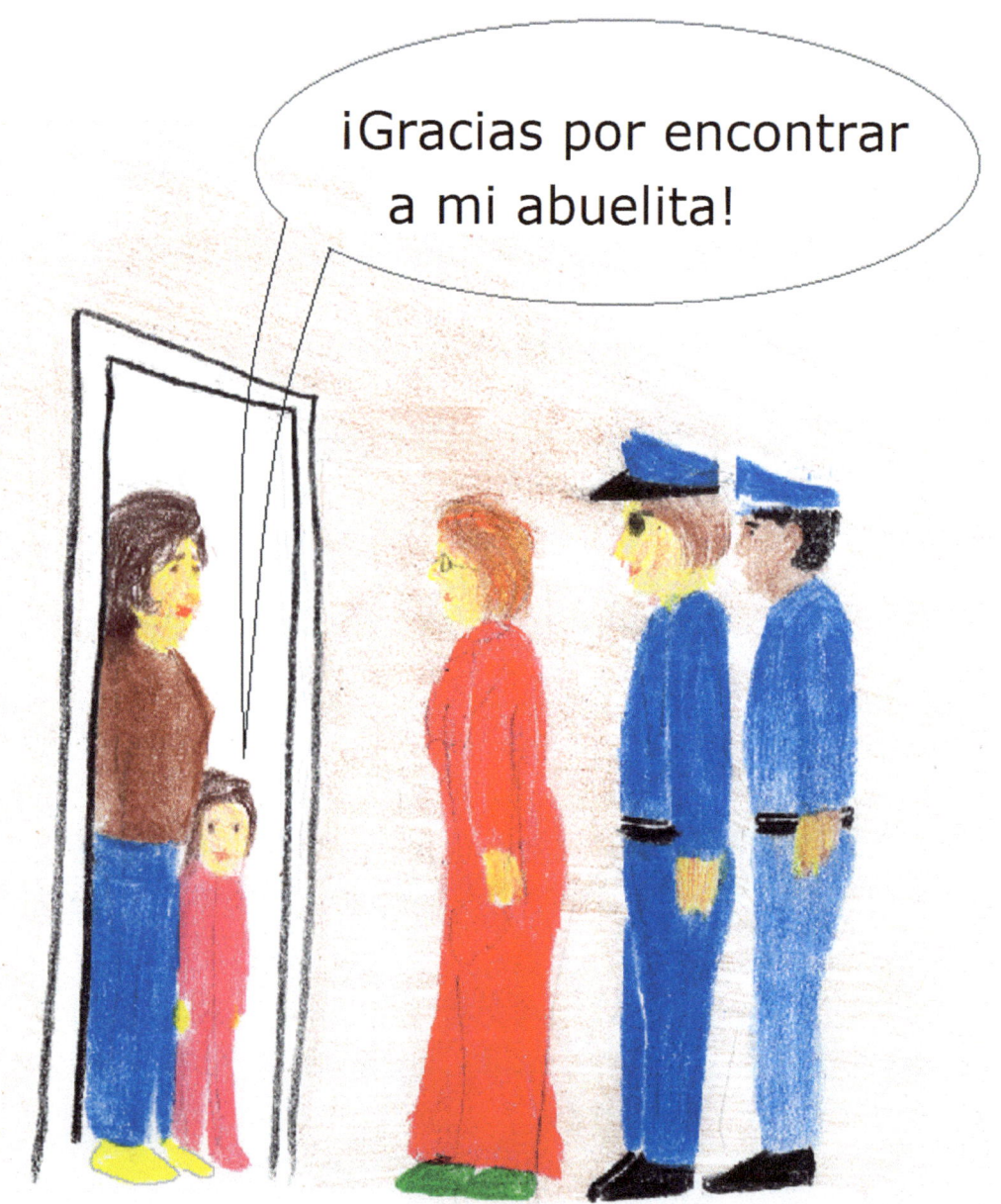

¡Gracias por encontrar
a mi abuelita!

Ahora tenemos una alarma en la puerta para saber si alguien entra o sale.

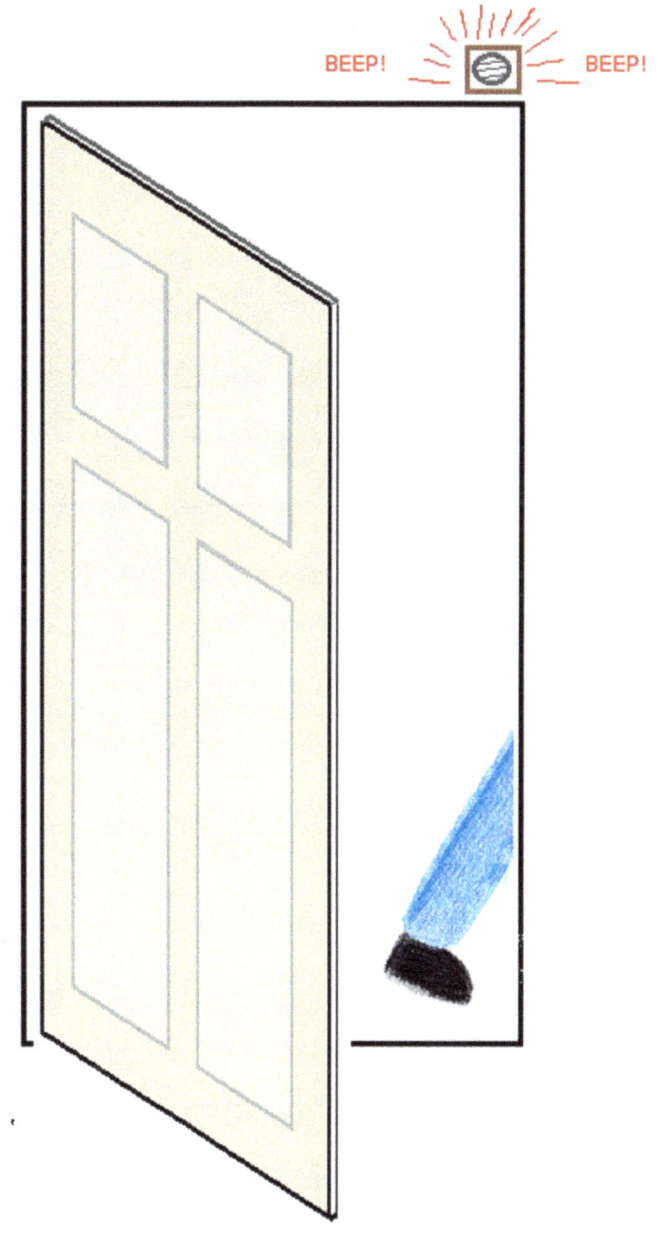

Al terminar el año escolar, mi grupo presentó una obra de teatro.

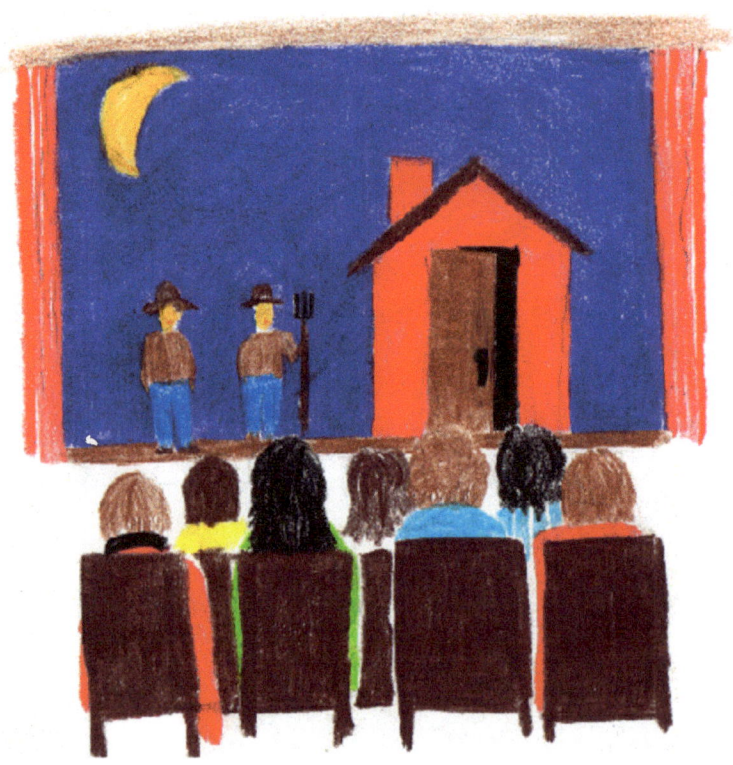

Mi abuelita nos acompañó. Ella se sentía muy bien ese día y dijo que estaba orgullosa de mí. Se portó muy bien con mis amigas y platicó con ellas de cuando ella estaba en la escuela.

Pero el viaje la cansó y olvidó ir al baño. Me dio mucha pena que mi abuelita mojara el asiento y tuve que dar una explicación a mis amigas.

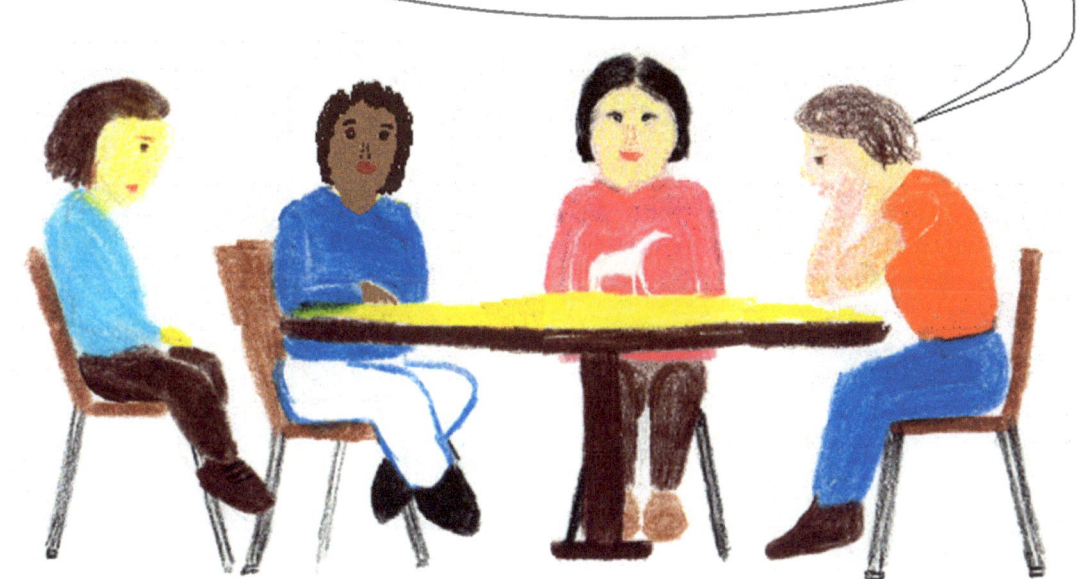

Después de ese incidente, mi mamá le compró unos pañales especiales para usar en caso de que se le olvide otra vez.

Estos días, mi abuelita ha olvidado muchas cosas.

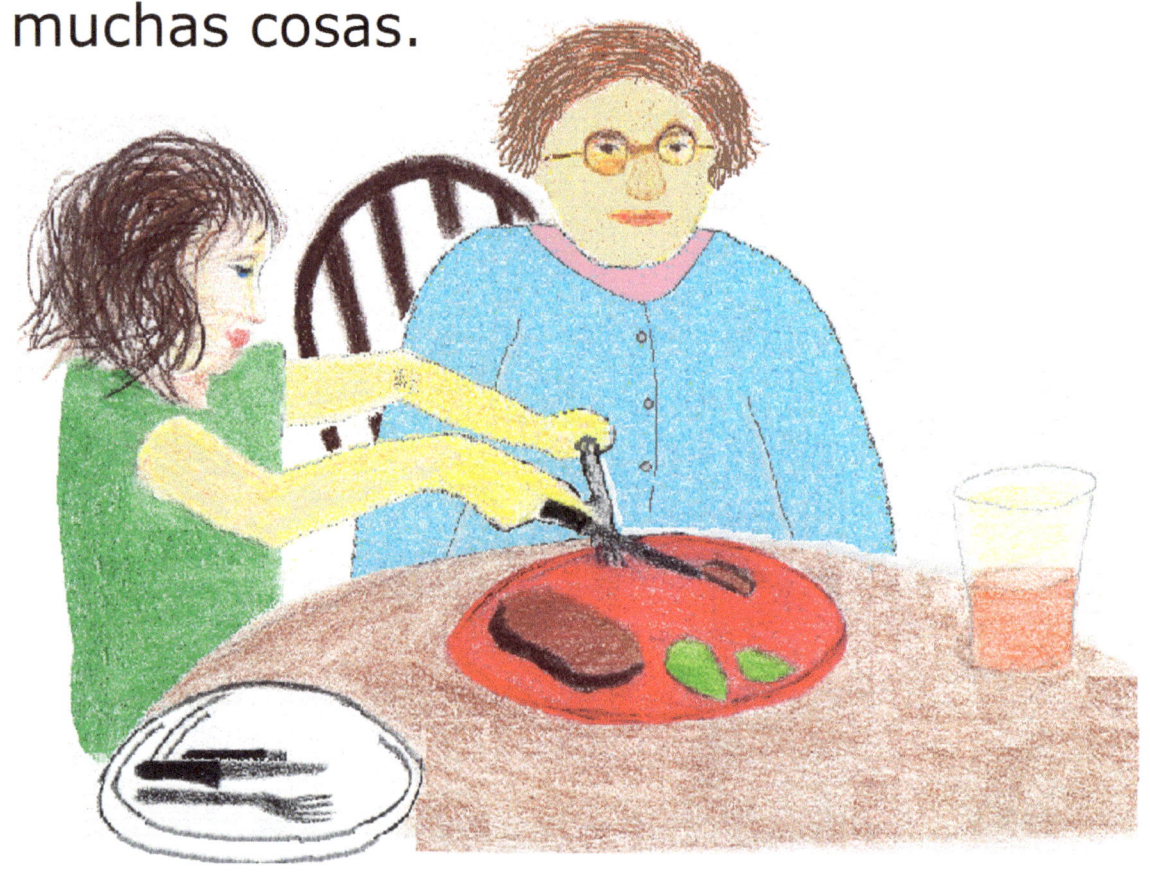

Algunas veces olvida comer.   Yo le compré un plato rojo, para que pueda ver la comida. Me siento con ella, le corto la carne y le cuento historias felices mientras come. Eso le gusta.

Después de cenar, hacemos rompecabezas o pintamos y hacemos dibujos juntas.

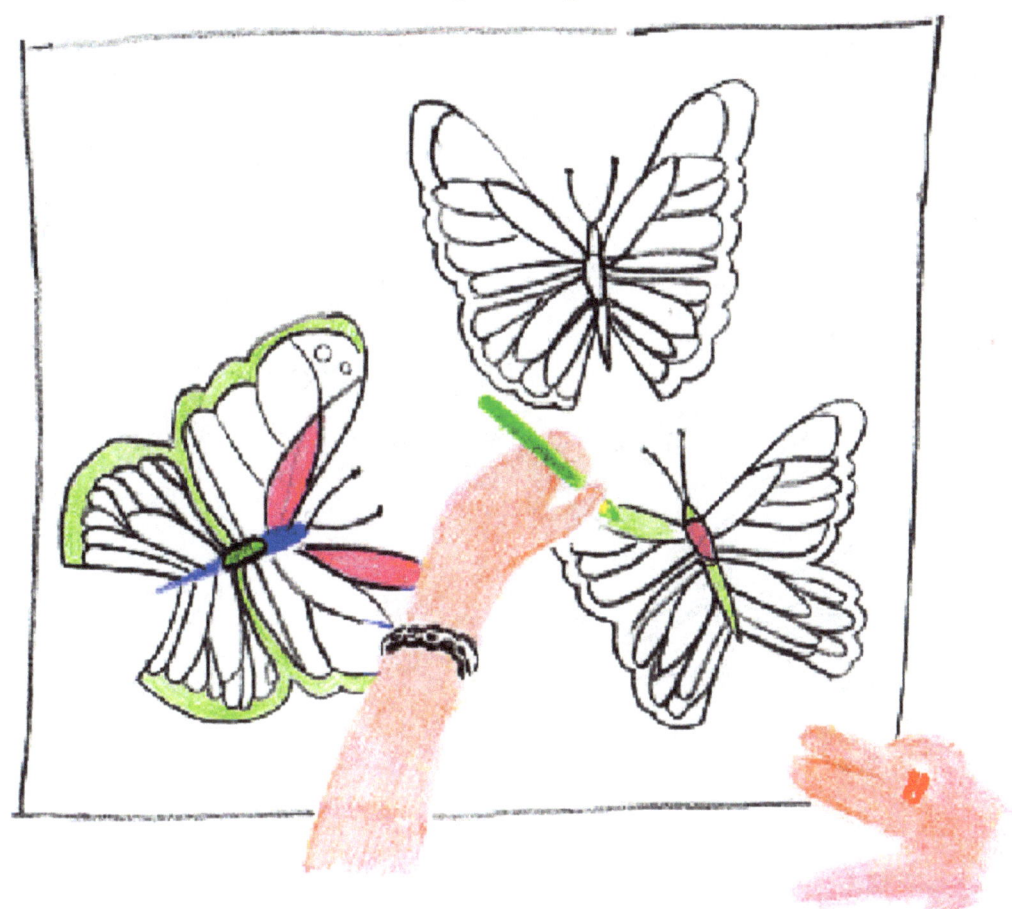

Mi abuelita nunca olvida como hacer dibujos bonitos. Yo creo que es una artista.

Mi abuelita ya no puede estar sola en casa, por lo que unos días a la semana va a un Centro de Cuidado de la Memoria del Adulto Mayor.

Yo le ayudo a subirse al autobús antes de irme a la escuela en la mañana.

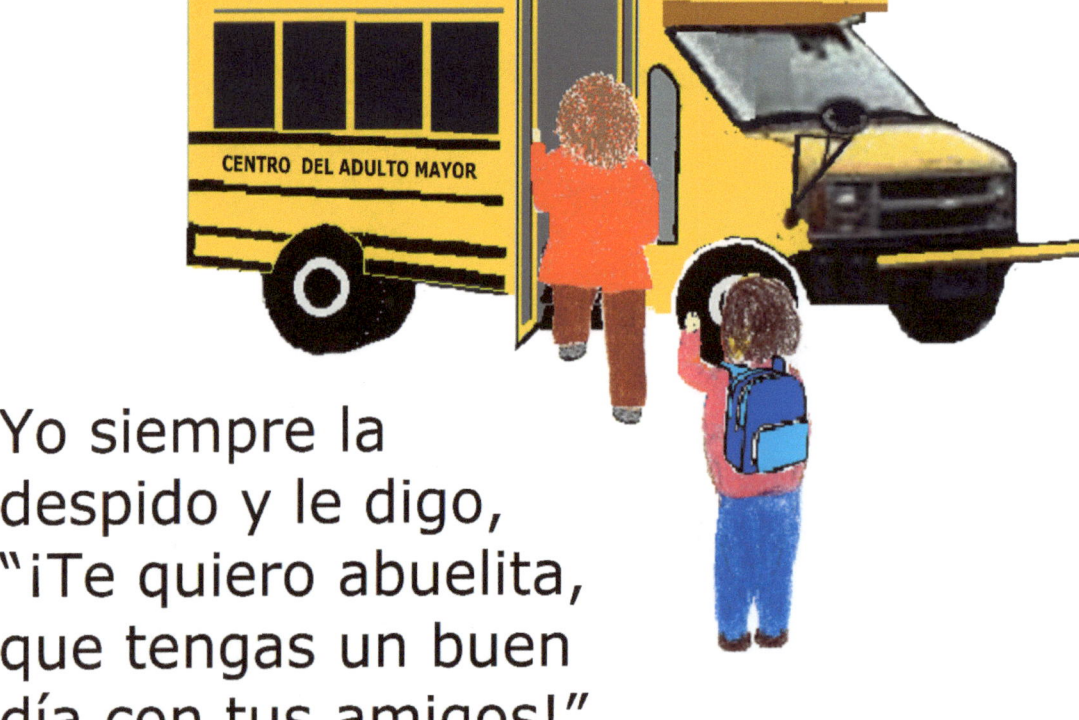

CENTRO DEL ADULTO MAYOR

Yo siempre la despido y le digo, "¡Te quiero abuelita, que tengas un buen día con tus amigos!"

En el Centro de Cuidados, mi abuelita
tiene muchos amigos que también
tienen la enfermedad de Alzheimer.
Ellos escuchan música, juegan, hacen
manualidades y rompecabezas
para ayudar a sus memorias.

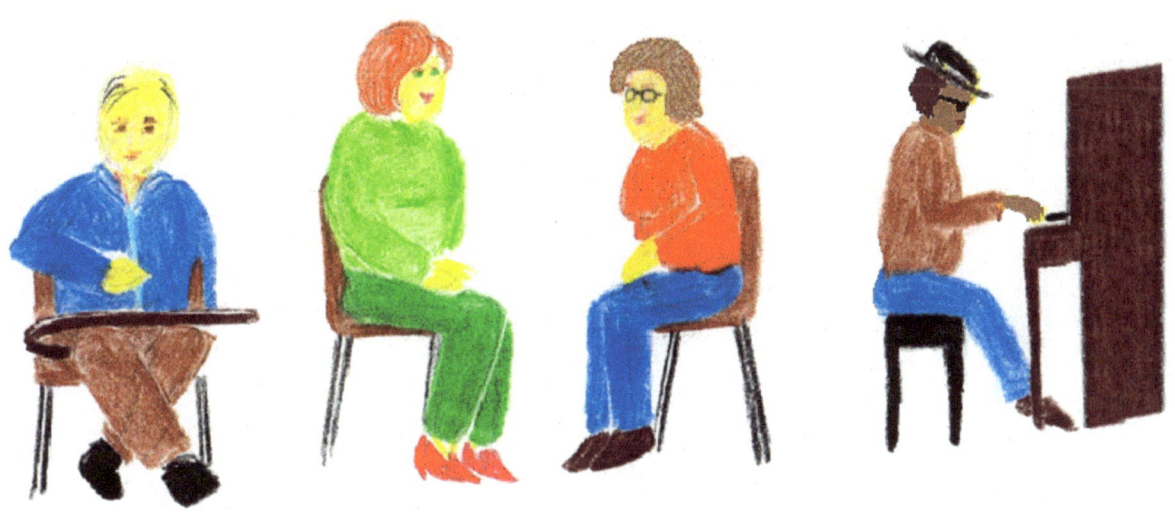

Esta mañana, mi mamá me dijo,
"Estoy muy orgullosa de ti porque
eres muy buena cuidadora".
Eso significa que aunque todavía
soy una niña, he sido
de mucha ayuda
cuidando a
mi abuelita.

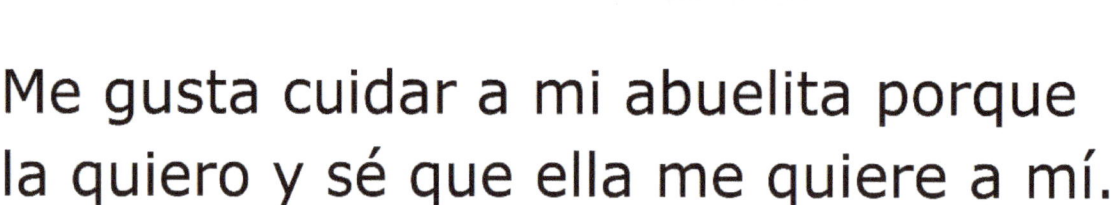

Me gusta cuidar a mi abuelita porque
la quiero y sé que ella me quiere a mí.

He notado que mi abuelita toma pastillas todos los días.

Cuando le pregunté a mi papá sobre las pastillas me dijo: "Unos científicos muy inteligentes han encontrado algunas medicinas que pueden ayudar a tu abuelita. No pueden hacer que ella se cure, pero ayudan a que se sienta mejor."

"Y esos científicos están trabajando
muy duro para encontrar mejores
medicinas."

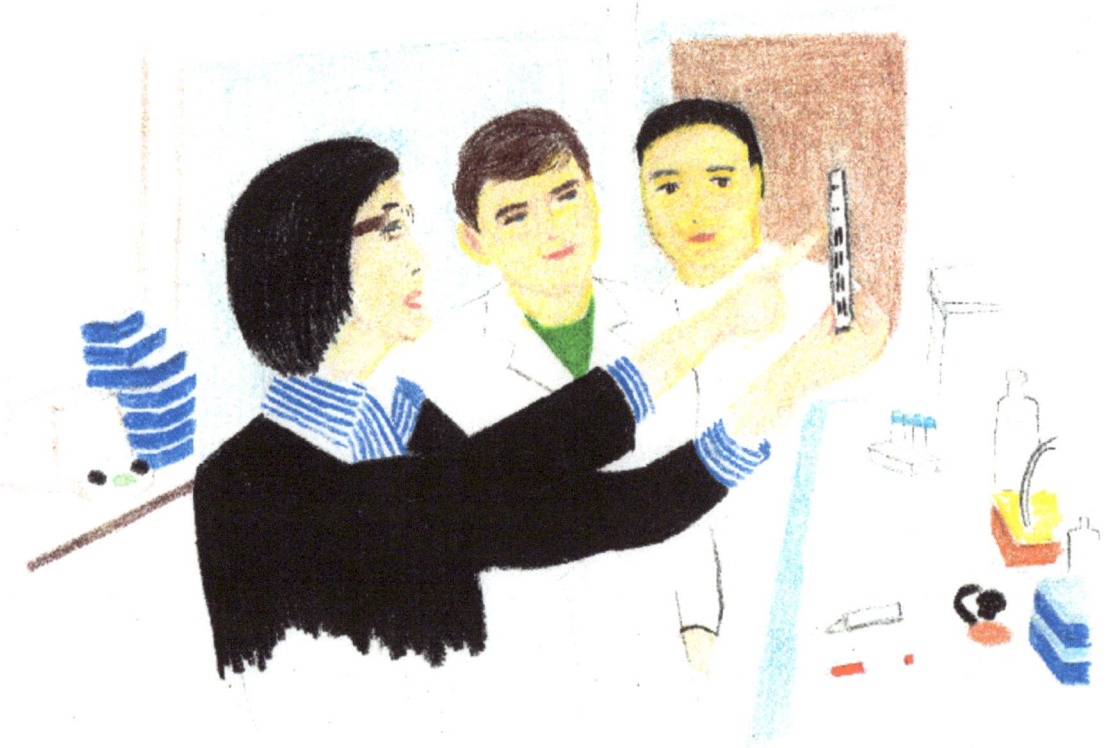

"Quizás, en algunos años, tal vez
ellos puedan ser capaces de curar la
enfermedad de Alzheimer por
completo."

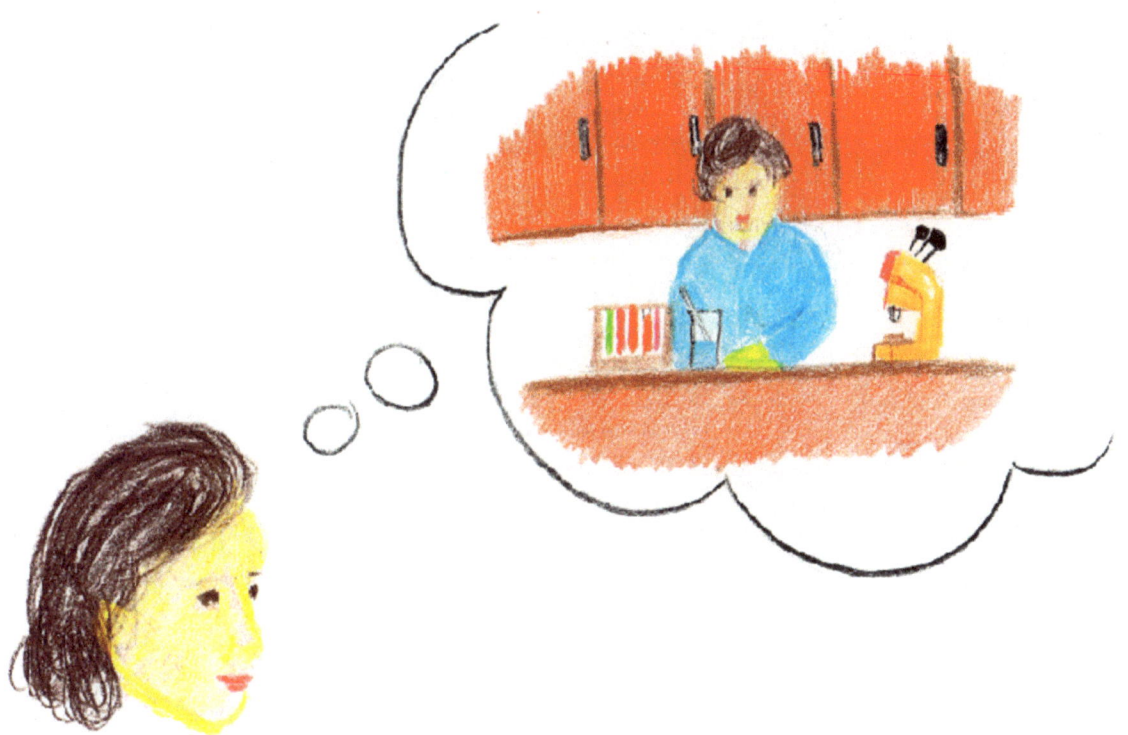

Quizás yo seré uno de esos
científicos cuando crezca y podré
encontrar una cura para la
enfermedad de Alzheimer.

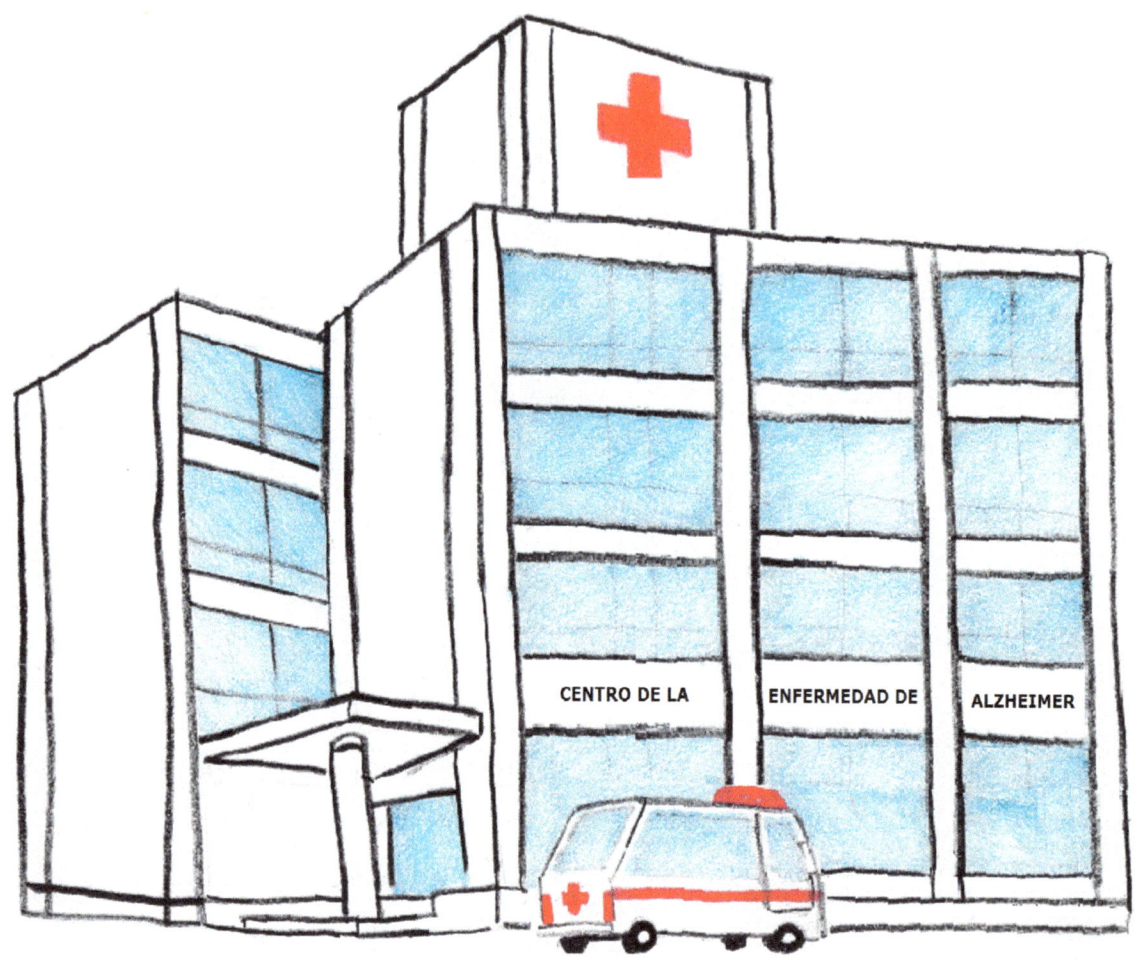

Dentro de poco, cada mes ayudaré a mi mamá a llevar a mi abuelita a un hospital especializado, donde ella estará bajo un estudio de investigación. Eso significa que los doctores le darán a mi abuelita nuevas medicinas para ver si pueden ayudar a la gente con la enfermedad de Alzheimer.

Si podemos encontrar una cura, entonces las familias no necesitarán preocuparse por la enfermedad de Alzheimer nunca más.

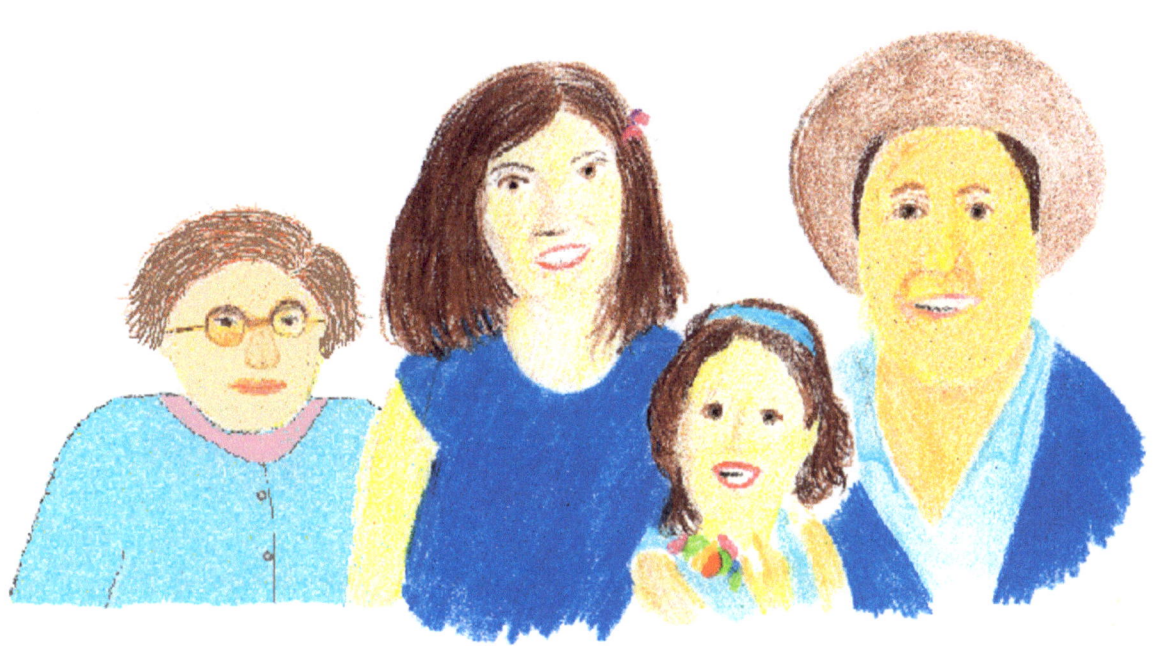